AF582409

CLINIQUE

DE L'HOTEL-DIEU.

TABLEAU des maladies observées dans les salles des fiévreux civils pendant les mois d'avril, mai et juin 1829; par M.r A. LAENNEC, médecin de l'Hôtel-Dieu, professeur à l'École Secondaire de Médecine de Nantes.

J'offre ici le résultat de la clinique interne de l'Hôtel-Dieu, pendant le second trimestre de cette année 1829; il pourra peut-être présenter quelques données de statistique et de constitution médicale, qui ne me semblent pas à dédaigner dans les conjonctures présentes, puisque l'épidémie de fièvres intermittentes, sur laquelle la section de médecine a appelé l'attention des médecins du département, en leur ouvrant un concours, continue à exercer son influence fâcheuse sur la santé des habitants de la ville de Nantes.

Deux cent-soixante-quinze malades sont sortis de mon service pendant les mois d'avril, mai et juin; 33 sont morts, ce qui fait un peu moins d'un sur huit; 214 étaient atteints de maladies aiguës, sur lesquels 13 ont succombé, 1 sur 18; 61 présentaient des maladies chroniques; 20 de ces derniers sont morts, ce qui porte la mortalité pour eux à un peu moins du tiers.

Sur ce nombre de malades, il y avait 220 hommes, sur lesquels 23 sont morts, ce qui fait le dixième; et 55 femmes chez lesquelles la mortalité est montée à 19 (le 5.me 1/2). Pour les maladies chroniques elle a été à peu près la même dans les deux sexes, 11 hommes sur 38 et 8 femmes sur 23. La différence de mortalité entre les deux sexes a été plus grande dans les maladies aiguës; pour les femmes elle a été de moins du dix-huitième (2 sur 39), et pour les hommes d'un peu plus du dix-septième, 11 sur 182.

Le nombre des malades a été en augmentant depuis le mois d'avril jusqu'à la fin du trimestre, chaque mois donnant le résultat suivant:

AVRIL.		MAI.		JUIN.	
Sortis.	Morts.	Sortis.	Morts.	Sortis.	Morts.
73	7	92	16	110	10
		275	33		

La mortalité des maladies aiguës a été à peu près la même pour les trois mois ; 5 dans les mois d'avril et mai, et 3 dans le mois de juin. La plus grande mortalité du mois de mai tient au plus grand nombre d'affections chroniques et surtout de phthisies pulmonaires qui sont arrivées au terme fatal dans le courant de ce mois.

Les maladies les plus fréquentes ont été les fièvres intermittentes et continues ; viennent ensuite les rougeoles et les embarras gastriques. Les inflammations pulmonaires ont été rares, si l'on en excepte celles qui accompagnaient les fièvres continues, ainsi que nous le dirons après avoir exposé, dans le tableau suivant, la proportion dans laquelle se sont présentées les maladies observées pendant ce trimestre.

		Nombre.		Morts.
Fièvres intermittentes.	Quotidiennes,	49.	94	
	Tierces,	41.		
	Quartes,	4.		
— Pernicieuses.		7		1
— Continues.		34		9
Variole.		1		»
Varicèle.		1		»
Rougeoles.		13		»
Rhumatismes articulaires.		4		»
Ophthalmies.		2		»
Cephalite.		1		1

	Nombre.	Morts.
Report.	157	11
Congestion cérébrale.	4	»
Apoplexie.	1	»
Catarrhe-pulmonaire.	8	»
Hemoptysie.	2	»
Pleurésies.	3	»
Péripneumonies.	7	1
Embarras gastriques.	14	»
Diarrhées.	9	»
Dyssenteries.	3	»
Empoisonnement par l'arsenic.	1	»
Coliques saturnines.	2	»
Catarrhe de vessie.	2	»
Suites de couches.	1	1
	214	13

Maladies chroniques.

Aliénation mentale.	2	»
Gastralgie.	1	»
Hystérie.	1	»
Hoquet convulsif.	1	»
Sciatiques.	3	»
Catarrhes pulmonaires chroniques.	2	»
Pleurésies chroniques.	2	1
Phthisies-pulmonaires.	17	9
Asthmes.	2	»
Maladies du cœur.	5	»
Péritonites chroniques.	2	2
Entérites chroniques.	4	1
Cancers.	5	3
Ascites.	2	1
Scrophules.	2	»
Scorbut.	1	»
Syphilis.	2	»
Goutte.	1	»
Paralysie.	2	1
Décrépitude.	3	2
Voyageur.	1	»
Total :	275.	33.

Le relevé des âges de ces 275 malades a donné le résultat suivant :

	Sortis.	morts.
De 7 à 10 ans.	11	2
De 10 à 15 ans.	13	
De 15 à 20 ans.	20	3
De 20 à 30 ans.	103	7
De 30 à 40 ans.	45	4
De 40 à 50 ans.	32	5
De 50 à 60 ans.	21	3
De 60 à 70 ans.	14	1
De 70 à 80 ans.	12	5
De 80 à 90 ans.	4	3
	275	33

Ainsi, on peut remarquer d'après ce tableau, et en rapprochant le nombre des enfants, de sept à quinze ans, de celui des malades admis pendant ce trimestre, que cette classe intéressante de malades n'est pas aussi dépourvue de soins à Nantes qu'on s'est plu à le répéter; et, si je n'avais pas déjà traité cette question ailleurs, je vous démontrerais que l'établissement d'un hôpital d'enfants, tel qu'on le propose pour la ville de Nantes, doit amener un résultat tout contraire à celui qu'on veut obtenir(1). Le plus grand nombre des malades qui entrent

(1) *La Revue Britannique* a publié, il y a quelque temps, un article très-remarquable sur l'utilité et les inconvénients des hôpitaux pour les indigents : l'auteur leur préfère les *secours à domicile*. Je suis tout-à-fait de son avis relativement à l'indigent *marié* ou *père de famille*, c'est-à-dire qui a quelqu'un auprès de lui pour le soigner lorsqu'il est malade : mais, prise dans un sens absolu, son assertion n'est plus applicable aux grandes villes, et je pense qu'il y faut des hôpitaux pour soigner cette foule de célibataires et d'étrangers, à qui tous les secours à domicile seraient inutiles, à moins que la maladie ne permît au malade de se servir lui-même. On conçoit facilement que l'indigent attaqué d'une affection chronique est dans le même cas. Sur tous les autres points je partage entièrement son

à l'hôpital pour se faire soigner de maladies aiguës sont des *célibataires*, des veufs, des gens enfin qui sont privés de soins que procure une *famille*, et sur 221 adultes, près de la moitié, 103, ont de vingt à trente ans. C'est l'âge auquel les ouvriers font ce qu'ils appellent leur *tour de France*; et, en effet, la plus grande partie de nos malades sont des ouvriers étrangers à la ville. C'est donc pour les étrangers, pour les gens qui manquent des soins de famille ou d'amitié que les hôpitaux sont une nécessité lorsqu'ils sont malades; et, sous ce rapport, les enfants qui sont admis à l'Hôtel-Dieu ne forment pas exception; ce sont, pour le plus grand nombre, ou des orphelins élevés par les hospices, ou des enfants dont les parents malades à l'hôpital sont par cela même hors d'état de les soigner. Nous ne voyons guère les ouvriers établis à Nantes venir chercher des secours à l'hôpital que lorsqu'ils sont atteints de maladies chroniques; c'est-à-dire lorsque la longueur de la maladie, en interrompant pendant trop long-temps leur travail, les a, par ce fait seul, réduits à l'indigence. C'est d'ailleurs ce que tend à démontrer le tableau suivant qui offre la proportion dans laquelle les maladies ont attaqué les diverses professions industrielles.

---

opinion; les secours à domicile ont, à mes yeux, le grand avantage de laisser l'indigent malade au milieu des siens, de resserrer, par le fait même de la maladie et des soins qu'elle nécessite, les liens de la famille, avantage moral immense, à mon avis, puisque cette douce affection est la source de l'ordre et des bonnes mœurs, et c'est sous ce rapport que je ne vois pas ce que ces dernières pourraient gagner à l'établissement d'un hôpital d'enfants.

A. LAENNEC, D.-M. P.

	Fièvres intermittentes.	Fièvres inter. pernicieuses.	Fièvres continues.	Variole.	Varicelle.	Rougeole.	Rhumatismes articulaires.	Ophthalmies.	Céphalite.	Congestion cérébrale.	Apoplexie.	Catarrhe Pulmonaire.	Hemoptysie.	Pleurésie.	Péripneumonie.	Embarras gastriques.	Diarrhée.	Dyssenterie.	Empoisonnement.	Colique de plomb.	Catarrhe de vessie.	Suites de couches.	Aliénation.	Gastralgie.	Hysterie.	Hocquet convulsif.	Sciatique.	Catarrhe chronique.	Pleurésie chronique.	Phthisie.	Asthme.	Maladie du cœur.	Péritonite chronique.	Entérite chronique.	Cancer et ascite.	Scrophules.	Scorbut.	Syphilis.	Goutte.	Paralysie.	Décrépitude.	Voyageur.	Total.	Morts.
Menuisiers et Charpentiers.	6		4				1									3	2													1					1		1	1					20	1
Forgerons, Serruriers, etc.	8		3			1											1													1													14	
Couvreurs			1															1																									2	
Tonneliers et tourneurs	2									1						1			1																								5	
Plâtriers et Mouleurs	2																																1										3	1
Maçons	3														1	1																1											6	
Tanneurs	1		1																																								2	
Cordonniers	6		1			1				1			1		1	1														1													13	1
Tailleurs	4		3													1																											8	
Perruquiers	1	1	1																																								3	1
Chapeliers	1		1			1			1					1																													5	2
Passementiers et Cordiers	1							1		1																				1													4	
Tisserands	14		1			2						3		1	1	1												1							1								25	2
Voiliers	1														1																												2	
Boulangers	1	1					1						1																											1			5	
Bouchers	2																																										2	
Colporteurs	2		1												1																												4	
Peintres et Plombiers																				1																							1	
Ménétriers																																											1	
Mendiants		1																																									1	
Domestiques	4					3						2				1	1												1	1	2												14	2
Infirmiers	3		1																					1														1					6	
Voyageurs et Marins		1																			1																					1	3	
Manœuvres	17	2	6			2				1		2		1		4	3	1					1				3	1	1	5				1									51	5
Enfants	2		2	1		2									1																			1		2							11	2
Femmes	13	1	5		1	1	2	1				1				1	2	1		1	1	1	1		1	1				5		4	1	1	5				1	1	2		55	10
Meûniers			2																																								2	1
Ramoneur			1																																								1	1
Portefaix											1				1															1				1							1		5	3
Instituteur																														1													1	1
	84	7	34	1	1	13	4	2	1	4	1	8	2	3	7	14	9	3	1	2	2	1	2	1	1	1	3	2	2	17	2	5	2	4	7	2	1	2	1	2	3	1	275	33

Enfin, nous terminerons cet exposé statistique en examinant les quartiers de la ville d'où provenaient ces 275 malades. La ville de Nantes, sous le rapport de la topographie médicale, peut être divisée en quatre parties qui sont dessinées par les rivières qui la traversent. La première, formée de la rive gauche et des îles de la Loire, comprend le quartier des ponts et une partie du bassin de la Sèvre. La seconde, s'étendant de la rive droite de la Loire à la rive gauche de l'Erdre, comprend Richebourg, les Cours, les faubourgs Saint-Clément et Saint-Donatien et une partie de l'ancienne ville. La troisième, partant de la rive droite de l'Erdre et suivant la rive gauche de la Loire, jusqu'à une ligne qui, de la rue Dauphine, va directement au pont de Gigant, comprend les quartiers Saint-Similien et du Marchix, les faubourgs de Rennes et de Vannes, et une partie de la nouvelle ville. Enfin, la 4.me division, partant des rues Dauphine, Racine et Gigant, et se prolongeant le long de la rive droite de la Loire, depuis l'Hôtel de la Bourse, comprend la Fosse et tout le bassin de la Chézine. Le tableau suivant nous donnera la proportion dans laquelle ces différentes divisions ont fourni des malades à l'Hôtel-Dieu.

	Rive gauche de la Loire.	Rive droite de la Loire à la rive gauche de l'Erdre.	Rive droite de l'Erdre aux rues Dauph. et Gigant.	Fosse et bassin de la Chézine	Total.
Fièvres.	22	34	62	17	135
Fièvres éruptives.	6	3	4	2	15
Rhumatismes et ophthalmies.	1	4		1	6
Affections cérébrales	1	1	2	2	6
Inflammations de poitrine. .	3	6	7	4	20
Maladies du bas-ventre. . .	7	8	13	4	32
Nevralgies	1	4	2	1	8
Mal. chron. de poitrine. . .	5	8	11	4	28
Autres affections chroniques.	8	5	8	3	24
Voyageur.	1				1
	55	73	109	33	275

On voit, d'après ce tableau, que les maladies aiguës se sont reparties de la manière suivante :

1.er Quartier.	2.me Quartier.	3.me Quartier.	4.me Quartier.	Total
40	56	88	30	214

La grande différence qui existe entre ces différents quartiers, tient à ce que, comme nous l'avons dit en parlant des âges, le plus grand nombre de malades qui viennent à l'Hôtel-Dieu sont des ouvriers étrangers à la ville, qui sont logés en très-grand nombre dans les rues Saint-Similien, du Marchix et dans les faubourgs de Rennes et de Vannes ; aussi ces différentes rues sont-elles, avec les rues de la Boucherie et de la Clavurerie, celles qui ont fourni le plus grand nombre de fiévreux. Cela tient si bien à cette cause, que la proportion se rétablit entre les différents quartiers pour les malades affectés de maladies chroniques, c'est-à-dire pour les habitants de la ville qui, après avoir épuisé leurs ressources, viennent chercher à l'hôpital un abri contre la misère et les maux qui les dévorent ; ainsi, pour ces derniers, nous avons le résultat suivant :

1.er Quartier.	2.me Quartier.	3.me Quartier.	4.me Quartier.	Total.
15	17	21	8 (1)	61

(1) La différence de ce dernier quartier avec les autres, tient à la plus grande aisance de la population qui l'habite et qui est en général composée d'ouvriers employés dans le port.

Nous allons passer maintenant à quelques considérations médicales sur les différentes maladies qui se sont présentées pendant le trimestre.

Les fièvres intermittentes ont encore été très-nombreuses, puisqu'elles forment à elles seules plus du tiers du nombre total des maladies observées dans le trimestre. Les rechutes étaient au nombre de 24. Le plus grand nombre étaient des malades qui avaient eu la fièvre l'automne précédent et qui en ont été repris au printemps. Sept seulement, au nombre desquels il faut compter les quatre fièvres quartes, avaient eu des accès à plusieurs reprises pendant l'hiver. Sur ce nombre de rechutes il y avait neuf fièvres quotidiennes, onze fièvres tierces et quatre fièvres quartes. La fièvre, chez presque tous ces malades, avait conservé son type primitif. Cependant, quelques fièvres tierces avaient été quotidiennes l'automne précédent. Le contraire ne s'est pas observé.

L'accès en général était accompagné d'une toux assez violente, qui cessait avec lui. Dans le plus grand nombre des cas, l'état saburral de la langue, l'amertume de la bouche, ont nécessité l'emploi d'un éméto-cathartique, que, chez les sujets jeunes et pléthoriques, on faisait précéder d'une saignée de bras. Cette médication employée le matin du jour de l'accès, lorsque celui-ci venait dans le milieu du jour ou le soir, a suffi, dans beaucoup de cas, pour arrêter la fièvre, sans qu'on fût obligé de recourir au fébrifuge. Cependant, assez généralement il a fallu employer le sulfate de quinine, et même le porter à dix ou douze grains par jour; à dose plus faible, ces accès n'étaient que diminués, et la fièvre se prolongeait, jusqu'à ce qu'on eût employé une dose du sel fébrifuge assez forte pour *couper* l'accès. Dans quelques cas de rechute de fièvre quotidienne et tierce qui n'étaient accompagnées d'aucun accident dans la pyrexie, on s'en est tenu aux délayants, et l'on a vu la fièvre disparaître après quelques accès. On pouvait s'en tenir à cette méthode, lorsque le 3.me accès n'était pas très-fort, et que le 4.me avait encore diminué; on était sûr alors que le 7.me accès manquerait. Cette observation, que Sydenham appliquait à la fièvre quarte, s'est vérifiée depuis plusieurs années pour les fièvres de tous les types.

Les convalescences de ces fièvres ont été généralement franches, et nous n'avons plus observé ces coliques violentes qui succédaient à la fièvre dans l'automne précédent, et contre lesquelles les bains chauds et l'emploi intérieur de l'éther à assez forte dose avaient seuls quelqu'efficacité. On a eu, en général, peu d'occasions de tirer du sang aux malades, et ceux qui nous arrivaient après avoir eu une ou plusieurs applications de sangsues, et chez lesquels les émissions sanguines n'avaient pas été suivies de l'emploi des remèdes évacuants, ont été bien plus long-temps malades, ont présenté pendant les accès des accidents plus ou moins bizarres, tels que du délire, des lypothymies, des vomissements bilieux, etc., et enfin ont dû prendre, pendant plus long-temps, une plus forte dose de fébrifuge que ceux chez lesquels aucun traitement n'avait été employé avant leur entrée à l'hôpital.

Un journalier, âgé de 30 ans, qui depuis un mois avait une fièvre quotidienne, à laquelle il n'avait opposé que des boissons délayantes, est entré vers la fin d'avril et nous a offert une très-volumineuse induration de la rate. On arrêta d'abord la fièvre avec le sulfate de quinine, puis le malade fut mis à l'usage de deux pilules de savon et de deux onces de suc de cresson et de bourrache. Au bout de huit jours, la tumeur s'était beaucoup ramollie ; enfin, le 25 mai, on ne pouvait plus la retrouver, et cet homme est sorti parfaitement rétabli.

La plus ancienne de nos fièvres quartes datait déjà d'une année ; les autres de 8, 6 et 4 mois ; deux d'entr'elles ont été traitées par l'opiat de Desbois-de-Rochefort ; les autres par l'alliance du sulfate de quinine avec l'opium. La fièvre, chez tous ces malades, a été complétement arrêtée, et ils avaient tous 15 jours au moins de convalescence lors de leur sortie de l'hôpital.

Des sept fièvres pernicieuses, cinq étaient subintrantes, et accompagnées d'un état syncopal simulant l'apoplexie. Une domestique, qui avait une fièvre tierce depuis 15 jours lors de son entrée à l'hôpital, eut ce jour-là même un accès de fièvre régulier et sans accident ; le surlendemain l'accès manqua et fut remplacé par une épistaxis, qui dura pendant sept heures, sans que rien pût en modérer la violence. Le jour d'apyrexie, la malade, quoique faible, se trouvait assez bien; le lendemain, à l'heure de l'accès, nouvelle hémorrhagie, faiblesse extrême, syncope au moindre mouvement, hocquet, froid glacial. On administra de suite le sulfate de quinine à la dose de 30 grains, dans une potion à prendre en trois fois, et d'heure en heure. Après la première dose, le saignement de nez diminua, il disparut après la seconde dose; et, le soir, il ne restait plus qu'une faiblesse extrême: on donna une nouvelle potion pour la nuit, en diminuant les doses et en les éloignant davantage. Depuis lors la fièvre cessa, et la malade entra en convalescence.

Cette hémorrhagie naturelle et les accidents qui l'ont suivie seraient, ce me semble, une preuve péremptoire du danger des émissions sanguines dans les fièvres pernicieuses, et montrent avec quelle prudence il faut y recourir. Nous n'avons eu occasion de les employer qu'une fois dans ce trimestre, chez un boulanger de 23 ans, qui, dans un accès de fièvre délirante, fut pris d'une oppression extrême avec menace de suffocation. On lui fit une saignée de bras qui diminua l'oppression, et on lui administra de suite le fébrifuge. Tous les accidents cessèrent avec l'accès.

On a prétendu, dans une de vos dernières séances que c'était à M. Broussais et à sa doctrine que l'on était redevable du meilleur mode de traitement à opposer aux fièvres pernicieuses.

Si l'auteur, moins préoccupé de cette doctrine, avait lu avec attention l'article fièvre intermittente du dictionnaire des sciences médicales, il y aurait vu que depuis Mercado, qui écrivait en 1592, jusqu'à M. Caffin, dont le traité a paru en 1811, la liste des auteurs recommandables qui ont écrit sur ces maladies est assez longue; que les écrits de Torti, Werlhof, Lautter, Senac, Cleghorn, Medicus, Comparetti et surtout le traité de M. Alibert, ne sont pas tous à dédaigner; que la méthode de traitement à opposer à ces maladies est, depuis long-temps, trouvée, et qu'il n'y en a qu'une seule d'efficace, l'emploi du quinquina: que souvent on n'a pas le temps d'attendre l'apyrexie pour administrer le fébrifuge, et qu'il faut bien se garder de s'en laisser imposer par les symptômes apparents, pour ne pas prendre pour *cause* de la fièvre ce qui n'en est que l'*effet*.

Une doctrine qui tend à faire considérer comme des résultats d'une inflammation les congestions qui se forment pendant un accès de fièvre intermittente ataxique, me semble tellement dangereuse, que je n'ai pas cru devoir laisser passer une semblable opinion sans la refuter. Malgré la prétention contraire, M. Broussais ne nous a rien appris dans la 390.me proposition, et elle ne serait que ridicule, s'il la donnait comme neuve ; mais elle peut devenir très-dangereuse, si on la suit à la lettre, en la rapportant au mode de traitement conseillé depuis la 377.me Tous les sophismes possibles ne prouveront jamais au véritable médecin praticien que le quinquina agit comme revulsif dans les fièvres intermittentes : son action est *spécifique*, et, comme celle de beaucoup d'autres médicaments, ne peut pas s'expliquer.

Car si cette action est telle que le prétend le moderne réformateur, nous demanderons comment il se fait que, dans les fièvres pernicieuses cholériques, lorsque les malades, tourmentés par des douleurs atroces d'estomac (qu'ils comparent à l'action du fer incandescent sur cet organe), vomissent tous les *ingesta*, comment il se fait, dis-je, que le quinquina soit la seule substance qui ne soit pas repoussée par le vomissement et la seule qui fasse cesser les douleurs ? Certes, s'il agissait comme révulsif, on pourrait lui trouver un succédané dans les autres stimulants que nous offre la matière médicale ; mais je ne sache pas que, jusqu'à présent on ait obtenu cet effet, ni qu'aucun praticien, pour satisfaire à la vaine chimère des théories, ait été perdre dans des explications futiles et dans des expériences dangereuses, un temps précieux et l'occasion de sauver un malade, lorsqu'il a sous la main un médicament dont l'action est, il est vrai, inexplicable, mais toujours sûre.

« Les fièvres pernicieuses, comme le disent MM. » Fournier et Vaidy (1), sont le triomphe de la thé-

(1) Diction. des Sciences Médicales, tom. 15, page 328.

» rapeutique médicale ; et le chirurgien qui conserve » les jours d'un blessé en se rendant maître d'une hé» morrhagie artérielle, n'agit point avec plus de cer» titude et d'efficacité, que le médecin qui guérit, au » moyen du quinquina, une fièvre intermittente per» nicieuse. » Mais c'est ici que l'erreur de diagnostic peut devenir fatale au malade. Qu'arrivera-t-il donc lorsqu'aveuglé par l'esprit de système, le médecin voudra faire marcher la thérapeutique avec la théorie fantastique qu'il s'est créée, et que, méconnaissant le flambeau de l'expérience de ses devanciers, il voudra appliquer à la guérison de ses malades, un traitement que tous les bons observateurs ont considéré comme essentiellement nuisible: c'est ce que l'observation suivante va nous démontrer.

SALLE 2, N° 14.

Pernicieuse algide. — Jean Letort, jardinier sur les Ponts, âgé de 30 ans, fut apporté, le 13 mai au soir, à l'Hôtel-Dieu, dans l'état suivant : râle trachéal, yeux entr'ouverts et fixes, bouche béante, langue pâle et molle; face pâle, couverte d'une sueur froide et visqueuse; pouls fréquent, irrégulier, insaisissable par moment; peau froide et couverte de vergetures violettes. On apprit qu'il avait eu deux accès de fièvre avec frisson et délire les deux jours précédents. Le matin, on lui avait fait une forte saignée de bras, et mis sur les jugulaires vingt sangsues qui saignaient encore lors de son admission à l'hôpital.

Aussitôt son entrée, on lui appliqua des vésicatoires aux jambes, et on donna une potion fébrifuge composée de vingt grains de sulfate de quinine: il n'en prit que la moitié, et il expira une heure après son entrée à l'Hôtel-Dieu.

Autopsie faite trente-six heures après la mort.

État extérieur. — Cadavre d'un adulte de 30 ans; d'une forte constitution; muscles fortement dessinés; roideur cadavérique considérable.

Crâne. — Les sinus étaient gorgés d'un sang noir; les vaisseaux de la pie-mère, assez injectés, étaient fortement dessinés; le tissu de cette membrane était en outre abreuvé de sérosité sur les hémisphères postérieurs. L'arachnoïde était transparente et saine; le cerveau, généralement mou, était cependant gorgé de sang, qui paraissait sous forme de gouttelettes à chaque incision; chacun des ventricules latéraux contenait environ un gros de sérosité limpide. Le cervelet et la protubérance n'offrirent rien de remarquable.

Thorax. — Les poumons crépitants et légers, étaient remplis à leur bord postérieur d'une sérosité spumeuse, citrine et légèrement sanguinolente; plus en arrière, l'engorgement était formé par du sang pur; la muqueuse bronchique était rouge; le cœur, d'un volume naturel, avait son tissu un peu mou et de couleur fauve.

Abdomen. — Le foie, d'un brun fauve, était volumineux et gorgé de sang; son tissu, très-mou, se laissait facilement pénétrer par le doigt; la vésicule contenait un verre d'une bile jaune, pâle et albumineuse.

La rate avait six pouces de long, trois de large et deux d'épaisseur; son tissu, très-mou, se résolvait en un putrilage déliquescent et noirâtre.

L'estomac avait la muqueuse assez fortement plissée, le sommet de ses duplicatures était un peu rose surtout vers le grand cul-de-sac. La muqueuse était très-consistante; elle était pâle auprès du pylore. Le duodenum n'offrit rien de remarquable.

Les glandes de Peyer étaient assez fortement dessinées vers la fin de l'intestin grêle, qui était assez généralement pâle, et qui ne présentait pas d'ulcération.

La muqueuse du gros intestin était saine et présentait seulement une forte arborisation rouge; le colon était d'ailleurs plein de matières fécales jaunes et moulées.

Les glandes mésentériques étaient un peu rouges et tuméfiées.

La muqueuse de la vessie était un peu rouge; les autres organes étaient sains.

Les lésions anatomiques observées chez ce malade ne peuvent pas rendre compte de la mort, et il est, ce me semble, plus rationnel de l'attribuer au trouble général des fonctions et à l'atteinte profonde portée au système nerveux par la fièvre, que d'aller la chercher dans des altérations organiques dont aucune n'est assez grave pour avoir eu un tel résultat. La perte de forces et la soustraction de calorique opérée par la saignée au moment où le retour de l'accès était masqué par le symptôme pernicieux qui remplaçait la période de frisson, me semble être la seule cause de la mort, d'autant mieux que, d'après les meilleurs observateurs, la saignée pratiquée pendant le frisson des fièvres intermittentes est presque toujours mortelle (1). Et, d'ailleurs, n'est-il pas évident que, si l'on eut administré le quinquina à ce malade, entre le deuxième et le troisième accès, et même au commencement de ce dernier, on l'eut sauvé, comme cela se voit si fréquemment dans des cas analogues et même en apparence plus graves.

Les fièvres continues, au nombre de trente-quatre, ont présenté, sous le rapport du traitement, les différences suivantes : douze étaient seulement bilieuses et caractérisées par l'amertume de la bouche, l'enduit jaunâtre de la langue, une pesanteur plus ou moins douloureuse à l'épigastre, des vomissements bilieux ou de la diarrhée ; le pouls était généralement fréquent et plein : aussi avons-nous retiré de l'avantage de l'emploi des émissions sanguines, que l'on faisait suivre de l'administration de l'eau minérale (tartre stibié gr. j. Sulfate de soude une once.) L'épigastralgie cessait après que le vomissement avait provoqué l'évacuation de matières bilieuses jaunes ou verdâtres : le lendemain, dans les cas les plus graves, on administrait un purgatif doux, et il était rare de voir les accidents continuer après l'emploi de ce moyen, auquel on n'a dû revenir une seconde fois que dans deux cas. On soutenait les forces pendant la convalescence par l'emploi des amers indigènes et d'aliments restaurants.

Quant aux 24 autres fièvres continues, elles étaient accompagnées d'irritation plus ou moins grave des muqueuses gastro-pulmonaire. Les deux cas suivants montreront mieux que ne le pourrait faire une simple analyse, la marche de ces dangereuses maladies, le traitement qu'on leur a opposé et les altérations pathologiques observées après la mort. Je fais précéder le cas de guérison d'une observation dans laquelle le malade a succombé au 11e jour, les lésions anatomiques que l'on a rencontrées chez l'un pouvant, jusqu'à un certain point, rendre compte du trouble des fonctions, observé chez l'autre.

(1) Op. cit. supra.

SALLE 2, n.° 6.

Fièvre continue grave. — Thabot Louis, travaillant aux chapeaux vernis, âgé de 22 ans, demeurant rue Saint-Léonard, entra à l'Hôtel-Dieu le 13 mai 1829; il était malade depuis huit jours, il avait éprouvé, au début de la maladie, des frissons, une céphalalgie intense, des douleurs contusives dans les membres; il y avait anorexie, dégoût pour les substances animales, soif ardente et désir des boissons froides et acides; des nausées, des vomituritions; l'épigastre et l'abdomen étaient douloureux, et il y avait du dévoiement. Le 9 mai, quatrième jour de la maladie, on lui fit appliquer 15 sangsues au siége, et on lui donna de l'eau de riz. Il n'en éprouva aucun soulagement; le dévoiement et la céphalalgie continuèrent jusqu'à son entrée à l'hôpital, où il offrit l'état suivant: décubitus en supination, prostration, stupeur, mouvements brusques et involontaires des muscles des membres et de la face. Face rouge, origine des muqueuses très-rouge et sèche; gorge chaude et un peu sèche; langue rouge, sèche à la pointe, un peu tremblottante; anorexie; soif ardente; épigastre un peu douloureux; abdomen météorisé et sensible; dévoiement moins fort; urine rare et rouge; pouls petit, serré, fréquent; chaleur âcre de la peau; malaise, douleurs contusives dans les membres. Le lendemain, 14, il présentait le même état; il y avait eu un peu de délire pendant la nuit.

Neuvième jour. — (diète. gom. suc. 3; saignée de bras). Le sang contenait peu de sérosité mais ne présentait pas de couenne inflammatoire. Le soir, délire; il répond mal aux questions qu'on lui adresse; céphalalgie intense; soif vive; léger enduit fuligineux sur les lèvres et les dents; langue rouge, sèche, fendillée à la pointe; le malade peut à peine la tirer. Soubresauts dans les tendons; pouls fréquent et serré.

Pendant la nuit, délire plus violent, efforts continuels pour sortir du lit, on est obligé de l'y maintenir avec la camisolle.

Dixième jour, 15. — Même état; le pouls est assez plein et dur. Le malade répond un peu aux questions qu'on lui adresse. La langue, sèche au milieu, est un peu humide sur les bords. (D. lim. tartar. 3. 3 pil. musc. gr. vj, camph. vj. Saig. de bras, 2 ves. aux jambes. émuls. nitrée). Le soir, délire gai, chants et vociférations, rire sardonique; pupilles contractées, yeux rouges, un peu de stupeur; soubresauts dans les tendons; pouls petit et très-fréquent; dents et lèvres fuligineuses; crachottement; refus de prendre les boissons; il n'a pas été à la selle depuis deux jours.

Onzième jour, 16.— Mêmes symptômes; épigastre très-sensible à la pression, stupeur, pouls très-fréquent; chaleur âcre de la peau; soubresauts continuels dans les tendons, délire, nul sentiment de douleur pendant le pansement des vésicatoires. (XL sangsues à l'épigastre, prescript. *idem*). Les accidents continuèrent sans être améliorés par les sangsues, qui saignèrent peu; à 11 heures râle stertoreux, mort à midi et demi.

Autopsie faite 43 heures après la mort.

État extérieur. — Cadavre d'un homme de 24 ans. Constitution nerveuse et athlétique; roideur cadavérique très-considérable; couleur livide des téguments du dos et du col; muscles fortement dessinés et rouges.

Crâne. — Il suinta une grande quantité de sang noir de la dure-mère, en enlevant la boîte osseuse du crâne; les sinus étaient remplis de sang noir; il y avait peu de sérosité épanchée entre les feuillets de l'arachnoïde; les vaisseaux de la pie-mère, très-fortement injectés, donnaient à ces deux membranes un aspect rose très-intense; il n'y avait nulle part de rougeur ponctuée. Les deux membranes se détachaient assez facilement de la substance cérébrale qui était très-ferme et laissait couler une grande quantité de gouttelettes de sang. Les circonvolutions cérébrales étaient applaties, les ventricules latéraux contenaient chacun un gros de sérosité limpide. Le cervelet n'offrit rien de remarquable, il y avait une cuillerée de sérosité épanchée à la base du crâne, et il s'en écoulait du canal rachidien.

Thorax. — Le poumon droit adhérait de toute part par des brides celluleuses denses et bien organisées. Le tissu des deux poumons était crépitant et ne présentait qu'une forte infiltration séreuse et sanguine aux portions les plus déclives et au sommet du poumon gauche. La muqueuse bronchique un peu boursouflée était d'un rouge livide dans les deux poumons, et jusque dans les plus petites branches. Le cœur, d'un bon volume, était flasque; sa chair, d'un jaune de paille, se laissait facilement écraser sous le doigt.

Abdomen. — Le canal intestinal enlevé et étendu sur une table, présenta l'état suivant : La muqueuse gastrique, d'un blanc mat, était molle, facile à détacher de la musculeuse, et soulevée, dans plusieurs points, par des bulles d'air qui lui donnaient l'aspect emphysémateux (1); elle était un peu rouge au grand cul-de-sac et vers le pylore.

Le duodenum, teint par des matières jaunes, avait la muqueuse assez saine, quoique emphysémateuse dans plusieurs points. L'intestin grêle présentait des plaques rouges, proéminentes, sur lesquelles la muqueuse, sans être détruite, était ramollie, et qui devenaient d'autant plus larges et plus nombreuses qu'on les examinait plus près de la terminaison de l'intestin; quelques-unes de ces plaques, dont les plus grandes avaient plus d'un pouce carré de surface, présentaient à leur centre un détritus jaune et purulent. Entre ces ilots d'ulcérations, on trouvait un grand nombre de petites pustules de la grosseur d'un grain de millet à celle d'un pois, dont le sommet offrait un point jaune, formé par du pus, et dont la base, rouge et proéminente, donnait à la muqueuse l'aspect d'une peau varioleuse.

Le gros intestin contenait des matières assez épaisses; la muqueuse assez pâle était couverte d'une éruption analogue à celle de l'intestin grêle, elle n'était cependant ulcérée nulle part.

Les glandes mésentériques étaient rouges et tuméfiées.

Le foie de couleur olive, et volumineux, avait un tissu très-mou. La vésicule contenait deux cuillerées de bile aqueuse, couleur de lie de vin blanc.

La rate avait six pouces de long, deux et demi de large et d'épaisseur, son tissu, très-mou et presque diffluant, se résolvait en une bouillie d'un rouge livide.

La vessie, petite et contractée, avait la muqueuse d'un rouge très-intense. Les reins étaient sains.

---

(1) Lésion cadavérique.

Les lésions anatomiques observées chez ce malade, se sont rencontrées chez les 8 autres qui ont succombé. L'état de la cavité encéphalique était le même chez tous; un d'eux a présenté un ulcère gangréneux au larynx, sur les bords de la glotte. Chez tous, les poumons étaient plus ou moins gorgés de sérosité, et la muqueuse bronchique rouge; un seul présentait quelques noyaux péripneumoniques hépatisés. Chez tous, le cœur était molasse et de couleur jaune paille. Le foie a toujours présenté la même nuance et le même état de mollesse, et, chez les 9 malades, la bile était albumineuse et ressemblant à du blanc d'œuf plus ou moins trouble. Cet état de la bile s'est d'ailleurs rencontré, cette année même, chez les malades morts d'affections chroniques. La rate a toujours présenté un très-grand volume, et un degré de mollesse plus ou moins fort. Les glandes mésentériques se sont constamment trouvées rouges et tuméfiées. L'état du canal intestinal a un peu plus varié. Chez cinq malades, il était tel que nous l'avons décrit. Chez trois autres, les ulcérations étaient un peu plus avancées, et l'un d'eux présentait, par le développement et l'état de suppuration des glandes de Brunner, une surface muqueuse semblable à une peau couverte de pustules varioleuses. Enfin, chez un seul, les ulcérations gangréneuses ayant perforé l'intestin à la fin de l'iléon, une péritonite mortelle en avait été la suite.

Nous allons passer maintenant à l'observation de fièvre grave qui s'est terminée par la convalescence. La longueur de cette maladie et la gravité des accidents ayant nécessité une description un peu longue, j'espère qu'on la pardonnera en faveur de l'intérêt qu'elle inspire (1).

SALLE 2, N.° 15.

Fièvre continue grave. — Etienne Mislet, forgeron, âgé de 20 ans, demeurant rue du Chêne-d'Aron fut apporté à l'hôpital, le 12 mai 1829. Il était malade de-

(1) Et, d'ailleurs, cette observation recueillie par un de nos élèves, M. Padioleau, montrera avec quel soin sont consignés les détails des maladies.

puis 15 jours ; la maladie avait débuté par un violent accès de fièvre accompagné de frissons, de pesanteur de tête et de céphalalgie : l'appétit se perdit; il se manifesta de la diarrhée. Au bout de quelques jours, ces symptômes s'aggravèrent : la céphalalgie devint plus intense : il y eût du délire ; la soif était vive, la transpiration abondante. Le malade n'ayant opposé à ces accidents que quelques boissons délayantes, offrait l'état suivant lors de son entrée à l'hôpital.

Décubitus en supination ; tête pesante, trouble dans les idées, céphalalgie gravative; respiration fréquente, mais libre ; pouls fréquent, plein, dur ; peau brûlante; langue sèche, jaune au centre, rouge sur les bords; soif vive, anorexie ; bouche pâteuse ; point de dévoiement ni de douleur à l'abdomen. (Diète ; gom. sucrée, saignée de bras.)

13. Même état. Il y a eu du délire pendant la nuit; la langue est toujours jaune et sèche. Le sang de la saignée présente un caillot très-consistant, mais non couenneux (prescript. *idem*)

14. Prostration, stupeur, réponses lentes et confuses; délire le soir ; moins de céphalalgie; langue très-sèche, couverte d'un enduit jaunâtre qui s'enlève par petites écailles ; soif vive ; anorexie ; abdomen un peu tendu, sans douleur à la pression ; diarrhée, matières verdâtres et très-fétides, quelquefois teintes de sang; pouls petit, fréquent ; peau de chaleur naturelle ; transpiration ; le sang de la saignée présente le même caractère que celui d'hier (bois. gomm. suc., 3 fois).

15. Délire moins intense ; la langue est moins sèche; la soif encore vive ; le dévoiement a encore eu lieu cette nuit ; le pouls est fréquent, développé, la peau chaude. (Prescript. idem, sinapismes aux pieds).

16. Les synapismes ont diminué la céphalalgie, le trouble des idées est cependant toujours le même ; la stupeur et l'abattement sont moins considérables ; la langue est encore sèche et jaune ; la soif moins vive ; le malade désire des aliments ; le dévoiement est moins intense ; le pouls toujours fréquent et fort; la peau chaude, la respiration un peu entrecoupée (bois. crême de riz, même prescription, vésicatoire aux jambes, 1/2 lav. avec amidon et pavot).

17, 18 et 19. — Moins de délire, répond mieux aux

questions qu'on lui adresse, la langue est toujours sèche; la soif vive; le désir des aliments aussi pressant; le dévoiement a diminué; pouls très-fréquent, développé; peau chaude, respiration suspirieuse, sommeil nul. (Même prescription.)

20 et 21. — Réponses plus nettes, désir vif des aliments; soif; la langue est plus humide; le dévoiement a complétement cessé; la peau est chaude, recouverte d'une légère moiteur; toux rare et sèche; un peu de somnolence pendant la nuit. (Bouillon, crême de riz, gom., sucrée, demi lav. amidon et pavot.)

22. — Délire pendant la nuit, efforts continuels pour sortir du lit, carphologie, lèvres et dents fuligineuses; langue sèche, noirâtre, fendillée, un peu saignante, que le malade tire de la bouche avec difficulté. Pupiles dilatées; figure pâle et plombée; pouls très-fréquent, petit et serré; soif nulle; désir des aliments, point de diarrhée; toux sèche, oppression, soupirs, urines jaunes et limpides occasionnant de la douleur à leur passage; peau sèche et brûlante. (Diète, gom. suc., émollient, nit. dix onces, ves. à la nuque.)

23. — Même état : se plaint de beaucoup de faiblesse et de douleurs vagues sans les rapporter à aucun organe; soif vive, pouls petit, très-fréquent. (Bouillon, vin rouge, gom. suc. émollient.) Le soir, délire plus intense; crainte de la mort; demande des aliments pour rétablir ses forces, pouls précipité, petit; chaleur brûlante de la peau.

24. — Pouls petit, fréquent; peau brûlante; stupeur; langue et dents fuligineuses; efforts pour arracher son vésicatoire de la nuque; ceux des jambes sont ulcérés. Abdomen tendu, sans douleur, constipation. (Même prescription.

25. — Langue moins sèche; le soir elle est encore plus humide et complétement débarrassée de l'enduit fuligineux qui la recouvrait; le malade se trouve mieux; répond plus facilement aux questions qu'on lui adresse, le pouls est toujours fréquent et facile à déprimer; la peau chaude et humide; il y a eu trois ou quatre selles liquides dans le jour; les urines jaunes contiennent un suspensum muqueux, qui ne gagne pas encore le fond du vase; la toux est fréquente et sèche.

26. — Même état ; mange avec avidité la crême de riz. Il y a encore un peu de stupeur. La toux est toujours fréquente, l'expectoration nulle, le pouls fréquent. Les vésicatoires des jambes sont très-douloureux et suppurent abondamment (boisson, crême de riz, vin rouge, 4 suc. 4 émulsion nitrée, décoction de cachou et quina).

27. — L'auscultation médiate fait entendre un ronchus sibillant très-fort dans les deux côtés de la poitrine, qui résonne bien. La toux est fréquente, les crachats rares et composés de pituite diffluente et limpide ; délire la nuit, langue sèche mais s'humectant facilement par les boissons, pouls toujours fréquent (même prescription l. bl. avec kermès gr. ss. diacode 1/2 once.)

La langue est humide et nette, toux fréquente ; crachats rouillés, visqueux, expectorés avec difficulté, râle sibillant dans toute la poitrine ; râle crépitant humide à la région latérale inférieure droite. Moins de délire (même prescription, décoct. quina et cachou avec six gouttes de laudanum le matin.)

29. — Langue grise, humide et large, constipation, abdomen sans douleur et souple, oppression, toux, suivie de l'expectoration difficile, quoique très-abondante, de crachats glutineux, un peu safranés, que le malade est souvent obligé de tirer de la bouche avec ses doigts ; râle sibillant et muqueux dans divers points de la poitrine ; encore un peu de râle crépitant à la base du côté droit, son clair partout; nulle douleur à la poitrine. Pouls fréquent, un peu faible ; chaleur douce de la peau, appétit vif, peu de soif ; les urines déposent un sédiment d'un blanc grisâtre à la superficie et briqueté au fond, qui occupe le tiers du verre dans lequel on a fait uriner le malade. (Soupe, vin rouge, même prescription). Le soir, les bords des paupières sont un peu chassieux, la langue est humide, la parole brève, les discours encore un peu incohérents et se portant toujours sur l'idée de sa fin prochaine; sommeil de quatre heures pendant la nuit.

30. — Mieux. La langue est grise et molle. Constipation ; abdomen tendu sans douleur ; toux plus facile et suivie de l'expectoration de crachats moins visqueux et plus jaunes ; on n'entend plus dans la poitrine que

du râle muqueux. Pouls petit, fréquent, un peu faible. Chaleur douce de la peau. Appétit très-vif; peu de soif. décubitus sur le côté. Excoriations au sacrum. Les vésicatoires des jambes sont toujours très-douloureux. Sommeil assez paisible pendant la nuit. (dg. soup. 2. v. rouge, gom. sucrée. l. blanc avec kermès. Gr. 1|2. Sirop diacode demi-once. 4 onces decoct. kina et cachou; laudan. gut. vj).

31. Figure moins abattue, décubitus sur le côté. Langue humide et pâle; crachats plus blancs et moins visqueux. Toux rare; dépôt briqueté, abondant dans les urines. Un peu de dévoiement pendant la nuit. Appétit très-vif. Sommeil presque nul. (Même prescrip., Julep anodin; apozème amer).

1.er *juin.* — Figure plus épanouie; répond bien, quoiqu'avec difficulté, aux questions qu'on lui adresse. Une seule selle dans le jour; urines sédimenteuses. Toux rare; crachats verdâtres, moins abondants; l'escarrhe du sacrum se cicatrise; les vésicatoires sont moins douloureux. (q. drvr. même prescription.) Le soir, un peu de délire; pouls fréquent, accéléré; peau brûlante; toux plus fréquente; langue humide. Appétit.

2. — S'est levé plusieurs fois pendant la nuit à cause de la douleur occasionnée par l'escarrhe au sacrum, qui cependant se cicatrise. Le matin, apyrexie; réponses nettes; appétit. Le soir, exacerbation; regard fixe; un peu de délire et de difficulté à s'exprimer. Le pouls est fréquent, un peu développé, mou; la peau brûlante; le ventre un peu ballonné; constipation; urines sédimenteuses; la plaie des jambes n'est plus douloureuse, la bouche est entr'ouverte, la respiration suspirieuse. (Même prescription).

3. — Mieux; le pouls est encore accéléré. Le soir au moment du dîner il mange avec avidité; dit qu'il se trouve bien; cependant la face est colorée; et la peau un peu chaude. (*Idem.*)

4. — Le matin la figure est pâle; le pouls est encore très-fréquent; la langue humide; la toux rare; l'expectoration facile. Les plaies des vésicatoires et du sacrum sont presque sèches; il est resté levé deux heures dans la journée. Cependant il est encore fort inquiet de son état, et se plaint de ne pas dormir. (*Idem.*)

5 et 6 juin même état; les forces reviennent, il peut rester quatre heures levé, mais il ne peut pas encore marcher à cause de la faiblesse des jambes. L'appétit est très-vif; la toux a disparu (M. 2 v. rouge; même prescription.)

Les jours suivants la convalescence marcha avec rapidité; les forces revenaient lentement; il se plaignait de vives douleurs à la plante des pieds que des pédiluves firent cesser. Quoiqu'il y eût un assez grand amaigrissement l'émaciation n'était pas arrivée au degré du marasme. Le sommeil était paisible. On l'avait mis à l'usage du lait le matin; il pouvait se promener sans le secours d'aucun appui. Le 17 juin il se manifesta un furoncle à la fesse gauche; le malade se plaignait de transpirer abondamment à chaque fois qu'il s'endormait, ce qui l'affaiblissait beaucoup. En effet, cette transpiration fut tellement abondante le 18 et le 19, que dans ces deux jours il maigrit beaucoup plus qu'il ne l'avait fait dans tout le cours de sa longue maladie. Il exprimait son état en disant : « Qu'il se sentait s'en aller, et qu'il mourrait si on ne lui arrêtait pas sa sueur. » Il fut mis à l'usage de trois verres de décoction de quinquina par jour; le 21, la sueur avait disparu, et les forces revenaient; l'appétit était toujours très-vif; le 22, on ouvrit le phlegmon de la fesse gauche qui donna issue à un verre de pus jaune et bien lié. Le 24 la petite plaie était cicatrisée, la convalescence était parfaitement établie; toutes les fonctions s'exécutaient avec régularité; le malade sortit tout le jour pour y faire ses préparatifs de départ pour son pays (la Bourgogne). Le 25 Miflet sortit de l'Hôtel-Dieu.

Les fièvres éruptives ont été peu nombreuses. Nous n'avons eu qu'un cas de variole discrète chez une petite fille de 7 ans, qui avait contracté la maladie dans la maison. Les rougeoles ont été plus nombreuses, et ont augmenté en fréquence dans le mois de juin. Le catarrhe pulmonaire qui les accompagnait et qui succédait à la desquamation a été beaucoup plus intense que dans les cas ordinaires, et il a fallu recourir à la saignée pendant la convalescence, avant d'employer les purgatifs par lesquels je termine toujours le traitement des fièvres éruptives. La toux cessait ordinairement après la phlebotomie ; et, dans les cas plus graves, l'emploi de quelques bains chauds a fait cesser tous les accidents.

Les rhumatismes articulaires n'ont paru que dans le mois d'avril ; ils ont été combattus par un traitement antiphlogistique énergique. Dans les deux cas les plus intenses et dans lesquels toutes les articulations étaient prises simultanément, on a eu recours avec succès à l'emploi de l'infusion aromatique stibiée.

Les deux cas d'ophthalmie ont été assez graves, et il a fallu combattre l'inflammation par des émissions sanguines répétées, par des revulsifs et par l'emploi réitéré des purgatifs. Dans les deux cas qui se sont présentés dans le courant d'avril, l'inflammation de la conjonctive n'a cessé qu'au bout de quarante jours.

Les affections cérébrales ont été peu nombreuses. Le cas de céphalite qui a succombé était un chapelier, qui, depuis 3 mois, éprouvait une douleur de tête qui avait résisté à un grand nombre de moyens qu'on avait employés, tels que les émissions sanguines générales ou locales et les vésicatoires. Il attribuait son mal de tête à la vapeur du charbon à laquelle il était exposé. Lors de son entrée à l'hôpital, le pouls était petit, serré, et fréquent, la peau blafarde, la douleur de tête insupportable et rapportée au front. La contraction musculaire était permanente, et le malade commençait à éprouver un état continuel de roideur des muscles ; les facultés intellectuelles étaient intactes. Quelques jours après, il tomba dans le coma. Les membres se paralysèrent, la respiration devint difficile, et le malade périt au bout de trois jours, dans un état d'insensibilité presque complet. A l'ouverture du corps, on trouva un ramollissement du corps strié du côté gauche.

Le malade attaqué d'apoplexie était un porte-faix âgé de 77 ans. Après avoir eu des vertiges et des crampes dans les membres, il perdit connaissance tout d'un coup et fut apporté dans cet état à l'hôpital. Deux saignées de bras et un purgatif firent cesser l'apoplexie et rétablirent l'ordre des fonctions, et cet homme ne resta que six jours à l'hôpital.

Les affections aiguës des organes de la respiration ont été peu nombreuses eu égard à la saison, puisqu'elles ne composent qu'un 14.me du nombre total des maladies.

Les catarrhes pulmonaires ont été généralement graves. On a dû dans tous les cas avoir recours aux émissions sanguines et souvent les réitérer plusieurs fois. La médication qui réussissait le mieux, lorsque l'on avait fait tomber l'orgasme inflammatoire, était une infusion chaude et bien édulcorée de sauge, à laquelle on ajoutait une once d'eau-de-vie, et que l'on faisait prendre au malade à l'entrée de la nuit. Cette médication, en provoquant une douce moiteur, faisait cesser la toux et l'opression, et rendait l'expectoration plus facile et plus muqueuse. On a retiré le même effet d'un vomitif administré dans un cas qui était compliqué d'un état saburral des premières voies. Enfin chez un tisserand qui, après de longs accès de fièvre intermittente, avait vu se développer chez lui un catarrhe très-intense et qui avait résisté aux moyens indiqués plus haut, nous avons obtenu le plus grand avantage des bains chauds et des frictions huileuses chaudes sur le thorax.

Les deux cas d'hémoptisie ont cédé après deux émissions sanguines suivies de l'emploi de purgatifs. Chez l'un de ces malades, qui était pectoriloque, l'hémoptisie, qui fut très-abondante, paraissait dépendre d'une nouvelle fonte de tubercules. Le malade sortit néanmoins de l'hôpital aussitôt après la cessation du crachement de sang.

Les pleurésies aiguës ont été assez légères et ont cédé promptement aux saignées générales, suivies d'applications de sangsues sur le point douloureux. On n'a eu recours à un vésicatoire sur le côté que dans un seul cas.

Les sept cas de péripneumonie étaient assez graves. Chez quatre malades les émissions sanguines réitérées, le kermès à la dose d'un demi-grain dans un looch blanc avec addition de sirop diacode, ont suffi pour faire disparaître les accidents. Chez les trois autres qui étaient entrés dans un état beaucoup plus avancé de la maladie, et chez lesquels la péripneumonie était arrivée au degré d'hépatisation, nous avons eu recours au tartre-stibié à haute dose. Un succès inespéré a couronné cette médication dans deux cas; le 3.e a succombé, mais le malade était au 19.e jour de maladie sans traitement. Lors de son entrée à l'hôpital, tout le sommet du poumon droit était hépatisé, et la respiration s'entendait à peine dans le lobe inférieur. Cet homme expira trois jours après son entrée, c'est-à-dire le 21.e jour de sa maladie, et nous trouvâmes tout le poumon droit converti en une masse compacte, homogène, jaunâtre, laissant à chaque incision fluer en nappe un pus albumineux, d'un jaune sanguinolent et qui paraissait s'écouler de tous les points de l'organe. Il existait en outre au sommet du poumon quelques petites collections purulentes dont la plus volumineuse aurait à peine logé un noyau de prune.

Des 14 malades atteints d'embarras gastrique, 8 avaient eu la fièvre pendant l'automne de 1828. Un émético-cathartique administré de suite, a, chez tous, été suivi de la cessation de l'inappétence, de l'amertume de la bouche, de l'épigastralgie et des douleurs contusives des membres, qui auraient promptement amené le retour de la fièvre, si l'on n'eût pas rétabli l'ordre des fonctions de l'estomac par cette médication. Chez les sujets jeunes et pléthoriques on a pratiqué une saignée avant d'administrer le vomitif, mais dans les autres cas on l'a donné sans préparation. Depuis bientôt dix ans que je suis chargé d'un service médical à l'Hôtel-Dieu, j'ai toujours employé les vomitifs dans les cas d'embarras gastriques apyrétiques, et je n'ai pas encore pu m'apercevoir des *innombrables accidents*, qui, au dire des partisans de la nouvelle doctrine, suivent l'emploi de ce moyen, et les malades n'ont jamais fait à l'hôpital un séjour de plus de huit jours.

Les diarrhées que nous avons eues à soigner étaient accompagnées de peu de fièvre, mais les coliques qu'elles occasionnaient étaient assez violentes. On a toujours commencé le traitement par une saignée de bras; et, lorsque la rougeur de la langue n'annonçait pas une surexcitation de l'estomac, le moyen le plus utile était, après la saignée, l'emploi d'un purgatif avec la manne et la rhubarbe; on donnait ensuite les pilules de cynoglosse. Souvent, malgré l'emploi de ces remèdes, qui étaient secondés par une diète sévère, la diarrhée persistait; mais alors elle n'était plus accompagnée de coliques ni de ténesme; les malades ne se plaignaient que de la faiblesse occasionnée par la fréquence des selles. Le meilleur moyen à opposer à cet état était l'administration de deux verres d'apozème amer tous les matins. Il est à remarquer que c'est également aux toniques qu'il a fallu recourir pour faire cesser la diarrhée qui accompagnait les fièvres continues graves.

Les dysenteries ont été combattues par les saignées générales pendant qu'elles étaient accompagnées de fièvre, et par les sangsues à l'anus tout le temps qu'a duré le tenesme et les déjections sanguinolentes. L'opium et la diète lactée ont terminé le traitement. Dans un seul cas où la prostration était trop considérable pour légitimer l'emploi des émissions sanguines, on a administré vingt-cinq grains d'Ipecacuanha. Les secousses du vomissement ayant rétabli l'ordre des fonctions et relevé le pouls, on fit appliquer le lendemain vingt sangsues à l'anus. Les déjections sanguinolentes cessèrent alors, et la dysenterie réduite à un simple cours de ventre fut combattue par l'opium.

Le cas d'empoisonnement que nous avons observé avait eu lieu chez un faiseur de peignes qui, le 19 avril, ayant fait chauffer du vin dans un vase où il y avait eu de l'oxide noir d'arsenic, le but d'un seul trait, tomba aussitôt sans connaissance, et ressentit des coliques violentes sans pouvoir aller à la garde-robe. Les personnes qui l'entouraient lui firent prendre de suite une grande quantité d'huile et de lait: il vomit beaucoup et se trouva soulagé. Les deux jours suivants il continua ce traitement et eut alors des selles copieuses qui le soulagèrent; mais se trouvant trop faible et souffrant toujours de l'estomac il entra à l'Hôtel-Dieu le 21 avril et offrit l'état suivant : face rouge; douleurs contusives dans tous les membres, mais se concentrant principalement à la poitrine et à l'abdomen où la pression est un peu sensible; pouls fréquent et résistant; la chaleur de la peau naturelle; bouche mauvaise, faisant éprouver un goût métallique; appétit; la gorge est un peu douloureuse, on n'y aperçoit pas de rougeur. On appliqua 12 sangsues à l'épigastre, et on continua la diète lactée et les boissons mucilagineuses. Les accidents se dissipèrent si promptement que le 25 il fallut accorder des aliments au malade, qui sortit parfaitement rétabli le 3 mai.

Des coliques saturnines avaient lieu chez un homme et une femme employés à la fabrication de la céruse à

Chantenay. Le traitement de la Charité a été exactement suivi, et on a eu recours pour le terminer aux bains chauds pendant la convalescence. Nous ne nous arrêterons pas sur les catarrhes de vessie qui ont été traités par les boissons mucilagineuses, les saignées locales et les bains, et qui n'ont rien offert de remarquable, et nous passerons au cas que j'ai désigné sous le nom de *suites de couches*, ne sachant trop quelle dénomination lui imposer.

La femme qui en fait le sujet et qui était âgée de 29 ans, avait eu pendant les trois premiers mois de sa grossesse une fièvre intermittente tierce qui ne fut point traitée et qui fut suivie d'une leucophlegmatie générale, avec douleur vive dans l'hypochondre gauche. Toute la peau était brûlante, tendue et d'une couleur jaune blafarde. L'anasarque persista pendant toute sa grossesse; mais après l'accouchement, qui eut lieu le 5 mai, il y eut une amélioration sensible: les extrémités revinrent peu à peu à leur état naturel, moyennant l'usage de la poudre de digitale unie à l'opium. La convalescence marchait assez franchement lorsque, trois semaines après son accouchement, la malade sortit de l'hôpital malgré les représentations du chef de service. Elle y rentra huit jours après dans l'état suivant: Anasarque et ascite, peau jaune, tendue, luisante; yeux ternes; respiration fréquente et très-gênée; pouls petit, lent, facile à déprimer; langue pâle, humide; appétit nul, soif vive; urines rares et difficiles; constipation; abattement extrême. On la remit de nouveau à l'usage des diurétiques. Le lendemain cette femme expira tout d'un coup dans une attaque de suffocation. A l'ouverture du corps on trouva de la sérosité épanchée dans toutes les cavités séreuses; tous les tissus étaient blancs et comme macérés. La muqueuse intestinale pâle était soulevée et tremblottante par l'infiltration du tissu sous-muqueux. La matrice ayant le volume d'une orange n'offrit rien de remarquable. La rate avait plus d'un pied de long et descendait jusque dans la fosse iliaque gauche. Son tissu était dur, compact et présentait un aspect et une fermeté semblables à ceux d'une betterave à moitié cuite. Le foie était ridé à sa surface et d'un très-petit volume. La bile en petite quantité était aqueuse et incolore.

Si, maintenant, nous jetons un coup d'œil général sur les maladies aiguës observées pendant ce trimestre, et dont nous venons de dérouler le tableau, nous trouverons encore l'influence épidémique exercée par les fièvres intermittentes sur les maladies qui ont régné sporadiquement avec elles. Toutes les maladies ont été accompagnées d'embarras des premières voies, et l'on a aussi retiré un très-grand avantage des remèdes évacuants. Lorsque l'on avait débarrassé l'estomac et que l'état d'orgasme inflammatoire, entretenu par les matières irritantes qu'il contenait, avait cessé, il fallait avoir recours à des médicaments toniques; et, pour faire cesser en meme temps les accès de fièvre intermittente, il fallait aussi une plus grande dose de fébrifuge, ce qui semblerait annoncer que le trouble nerveux apporté par les fièvres régnant épidémiquement était plus profond et de plus longue durée que lorsqu'elles ne paraissent que sporadiquement.

Les lésions anatomiques observées chez les sujets qui ont succombé ont aussi dénoté la même influence épidémique. En premier lieu, nous signalerons ce gonflement de la rate, qui, dans les fièvres graves observées cette année, était accompagné d'un état de fermeté plus considérable qu'on ne le rencontre habituellement: en second lieu, l'état presque aqueux de la bile cystique qui accompagnait toujours l'augmentation de volume, la mollesse putrilagineuse et même la supuration du foie, comme nous le verrons plus bas à l'article des péritonites chroniques. Il semblait que depuis longtemps le retour de la bile hépatique dans la vésicule était impossible, car en même temps que ce reservoir ne contenait qu'un liquide semblable a du blanc d'œuf, les vaisseaux biliaires étaient remplis d'une bile jaune plus ou moins foncée. Nous n'avons retrouvé chez aucun malade cette bile épaisse, d'un vert noirâtre, dont l'acrété paraît telle que souvent la membrane interne de la vésicule en est ulcérée, et que l'on rencontrait les années précédentes chez tous les sujets morts à la suite de fièvres graves. Il est à remarquer aussi que les lésions du tube digestif n'ont pas été aussi graves qu'elles le sont ordinairement; les ulcérations étaient en effet toutes superficielles; et, à l'exception du cas de perforation que nous avons cité et dans lequel aussi la vésicule était remplie d'un liquide plus trouble et plus épais que dans les autres cas ; nous n'avons pas rencontré ces ulcérations larges et profondes qui, dans d'autres années, sillonnaient la muqueuse intestinale comme si on l'eut coupée avec un emporte-pièce. Chez les malades que nous avons observés cette année, la muqueuse était seulement rougie, boursouflée, et ramollie sans être détruite ; et, dans le cas d'entérite chronique que nous avons perdu, et qui datait de plus de six mois, les ulcérations étaient cicatrisées.

Ces faits ne sembleraient-ils pas annoncer que le trouble des sécrétions qui a lieu dans les fièvres graves est pour beaucoup dans la production des lésions physiques observées après la mort ; et que dans celles où l'on rencontre des lésions profondes du tube digestif on pourrait tout aussi rationnellement les attribuer à l'irritation exercée sur la muqueuse par l'altération des liquides mal élaborés qu'à l'inflammation spontanée de cette membrane ; et que, dans beaucoup de cas, on a pu dire avec M. Recamier : « Voilà un homme qui a été empoisonné par la bile. »

Parmi les affections chroniques, la plus remarquable est un hoquet convulsif qui, après avoir résisté pendant six mois à divers traitements des plus énergiques, tels que saignées, sangsues en grand nombre à l'épigastre, vésicatoire, moxas, purgatifs et opium à haute dose, antispasmodiques sous toutes les formes, a cédé, comme par enchantement, à l'emploi de l'huile de térébenthine administrée suivant la méthode du docteur Martinet, dans le traitement de la sciatique ; et c'est si bien à son administration que l'on devait la cessation de ce singulier accident, qu'il reparaissait sitôt qu'on en diminuait la dose. La malade sortit de l'hôpital après un mois de convalescence et huit jours après avoir abandonné son traitement.

Le cas de pleurésie chronique qui a occasionné la mort, rapproché de celui dont M. Camin nous a lu l'intéressante observation, montrera, mieux que ne pourraient le faire des explications, une des lésions anatomiques par lesquelles la nature opère quelquefois la guérison de cette redoutable maladie. Le sujet que nous avons eu le bonheur de sauver, était un manœuvre de 24 ans, qui avait un mois de maladie lors de son entrée à l'hôpital. Le côté droit était énormément dilaté. Le bon état du malade, et les signes physiques d'un épanchement pleurétique, m'auraient presque engagé à tenter l'opération de l'empyème; mais, avant d'y recourir, j'essayai les purgatifs drastiques administrés tous les 3 jours, en pratiquant une saignée ou appliquant des sangsues sur le côté, dans le jour intercalaire. Au bout de 8 jours, l'appétit se rétablit et la toux disparut; l'égophonie était plus manifeste, et la respiration commençait à s'entendre faiblement dans le côté. 15 jours après, le côté rétréci était beaucoup moins volumineux que le gauche, et l'épaule était aussi beaucoup plus basse que celle du côté opposé. On appliqua un vésicatoire sur le côté malade; un mois après, le malade eut un accès de fièvre très intense; elle revint sous le type tierce, et je la laissai aller jusqu'au quatrième accès: alors j'administrai le sulfate de quinine, et le malade sortit vers la fin de juin, ne toussant plus, ayant la respiration libre quoique très-obscure encore dans le côté malade, qui était rétréci de manière à donner à cet homme un air penché, lorsqu'il se tenait dans la plus grande rectitude possible.

Nous allons exposer maintenant le cas de pleurésie chronique qui a été suivi de la mort.

SALLE 2, N.° 17.

Pleurésie aiguë passée à l'état chronique (empyème de pus.) — Julien Tendron, roulier, âgé de 49 ans, demeurant près l'Entrepôt, entra à l'Hôtel-Dieu, le 9 mars 1829.

Cet homme, d'une constitution athlétique, et adonné à l'ivrognerie, était malade depuis cinq jours. Il avait eu de la fièvre, et aussitôt il avait éprouvé une violente douleur dans le côté droit de la poitrine. La toux était fréquente, douloureuse et sèche. Il y avait une vive céphalalgie; la figure était rouge et vultueuse, le décubitus impossible sur le côté malade. Le pouls était plein, contracté et assez rare; la peau chaude; la bouche amère; la soif vive; l'appétit nul; la langue sèche et recouverte d'un enduit blanchâtre, épais; les selles et les urines dans l'état naturel. On lui pratiqua de suite une saignée de bras, et on donna l'infusion aromatique stibiée, qui provoqua d'abondants vomissements bilieux. La douleur de côté persista pendant la nuit.

10. — Aux symptômes énoncés plus haut, se joint l'état suivant : la pommette gauche est plus colorée que la droite; la langue est un peu sèche et blanche. La toux férine ou n'amenant que de la pituite spumeuse, est accompagnée de douleur au côté droit. Ce côté donne un son mat à la percussion, dans toute sa partie inférieure. La respiration, nulle dans toute la région latérale inférieure et postérieure inférieure, ne s'entend qu'à la région mammaire et au bord interne de l'omoplate, où elle est accompagnée d'un râle sibillant et sonore, grave. Elle est tubaire sous l'aisselle; l'égophonie est manifeste dans ce dernier point et dans la fosse sous-épineuse de l'omoplate. Le côté gauche résonne bien, la respiration y est pure et puérile. D'après ces signes, on porta sur la feuille de diagnostic (*pleurésie à droite*). Le sang de la saignée était très-couenneux (boisson gommée, sucrée, 3. looch blanc; saignée au bras, 25 sangsues au côté droit.)

11. — Sang couenneux; les sangsues ont bien saigné; la toux est moins fréquente; la douleur de côté a disparu. L'égophonie existe toujours; le pouls est petit et fréquent (même prescription, moins les saignées, vésicatoire au côté droit).

12. — Moins d'oppression, peu de toux; nuit paisible; la bouche est un peu amère, mais le malade éprouve de l'appétit. (Soupe, prescription *idem*.) Les jours suivants la fièvre disparut; l'oppression était presque nulle, et le malade ne s'en apercevait qu'en marchant. Le décubitus avait lieu sur les deux côtés. La respiration était toujours très-obscure dans le côté malade. Le vésicatoire se sécha promptement; il y avait cependant toujours de la fièvre le soir. L'appétit était très-vif. Le 23, on prescrivit un nouveau vésicatoire sur le côté; le malade s'y opposa, en disant qu'il ne toussait pas, et qu'il n'y éprouvait plus de douleur; il se trouvait seulement faible. Le 27, il eut un violent accès de fièvre, accompagné d'un délire furieux, de rougeur de la face. Le pouls était fréquent, la toux

rare et sans douleur ; le côté donnait un son mat, la respiration y était faible, la langue était sèche et un peu rouge (*arachnitis*). On applique le vésicatoire à la jambe droite, le délire cessa dans la journée.

Le 30, il se manifesta de la diarrhée qui céda très-promptement à l'usage de l'eau de riz et des parégoriques. Dans les premiers jours d'avril, la toux devint plus fréquente, plus grasse ; les crachats, composés de mucosités jaunes et épaisses, étaient expectorés en assez notable abondance. L'appétit était toujours vif ; cependant la figure maigrissait. Il y avait toujours un redoublement le soir. Le côté droit donnait un son mat et était manifestement dilaté. (q. soupe. orge miellée. Looch blanc. inf. aromatique le matin.)

Du 24 au 28, la fièvre devint plus forte et plus continue. Le malade éprouvait quelques douleurs vagues dans le côté. Le 28, dans le jour, après une violente quinte de toux, il rendit sans efforts, et par une sorte de régurgitation, plus d'une pinte et demie d'un liquide verdâtre, épais, purulent, sans odeur.

(*Empyême*). Le côté très-dilaté donnait toujours un son mat. La respiration n'était plus sensible que sur les cartilages des premières côtes et sous la clavicule. Elle était accompagnée d'un ronchus muqueux très-intense. L'égophonie était manifeste aux mêmes points et au bord interne de l'omoplate. On chercha à quelle hauteur était situé le point de communication de la plèvre avec les bronches. Il semblait qu'au bord inférieur du muscle pectoral et près de son tendon le ronchus muqueux, fût plus intense ; mais la voix très-chevrottante dans le même point ne traversait pas évidemment le tube du sthétoscope. Il n'y avait pas de tintement métallique. Après cette évacuation de pus, le malade se sentit soulagé, mais faible. L'expectoration se supprima le lendemain et ne reparut plus. L'appétit était toujours très-vif, mais la figure était encore plus tirée et plus pâle ; le pouls faible et fréquent ; le malade se levait encore un peu, mais il ne pouvait plus marcher sans être suffoqué.

L'opération de l'empyême offrait bien une chance de salut ; mais il était évident, d'après l'existence probable d'une fistule pulmonaire, que le tissu de cet organe était déjà trop malade pour revenir à son état naturel ; il était d'ailleurs certain qu'il devait être maintenu éloigné des parois thoraciques par une fausse membrane dense. Le malade d'ailleurs ne paraissait pas encore tout-à-fait désespéré, et l'on remit l'opération à un temps plus opportun.

Cet état resta stationnaire jusqu'au 7 mai. Pendant la nuit il y avait eu de la fièvre et du délire ; le matin le malade pâle, ex-sangue, répondant encore aux questions qu'on lui adressait, n'accusait que son extrême faiblesse et une vive douleur à la base du côté gauche. Il n'y avait point de toux ni d'expectoration. Le pouls était insensible, la peau froide. Il mourut deux heures après la visite.

Autopsie faite 22 heures après la mort.

Etat extérieur. — Cadavre d'un homme de 5 pieds 6 pouces, constitution athlétique, les muscles sont encore fortement dessinés, quoiqu'il y ait de l'amaigrissement ; la roideur cadavérique considérable, le côté droit manifestement dilaté donne un son tout-à-fait mat, surtout comparativement au côté gauche.

Le crâne n'offrit rien de remarquable.

Thorax. — Une incision, pratiquée dans le 7.e espace intercostal, donna issue à une énorme quantité d'un liquide séro-purulent, jaunâtre, homogène, bien lié, nullement spumeux, et dont la quantité pouvait être évaluée à près de trois pintes. Le poumon refoulé vers le sommet de la poitrine et contre le médiastin laissait entre la base, le diaphragme et les côtes, un espace vide, occupé auparavant par l'épanchement, et qui aurait pu loger la tête d'un adulte. Le côté était dilaté et les espaces intercostaux plus larges que du côté opposé. Le clapier qui contenait l'épanchement, formait une sorte de sac sans ouverture, dont la surface la plus intérieure était formée par du pus épais, bien lié, consistant, qu'on enlevait facilement en râclant avec le scalpel ; au-dessous de cette couche, qui semblait être la portion la plus épaisse du liquide épanché, on trouvait une substance plus ferme, jaune-rougeâtre, se détachant facilement par couches qui semblaient superposées les unes aux autres, et avaient la consistance du blanc d'œuf cuit; au-dessous de cette couche albumino-fibreuse, la fausse membrane devenait plus dense, avait la consistance de la fibrine; se détachait d'autant plus difficilement par couches qu'on approchait davantage de la plèvre, qui avait presque partout sa transparence et son épaisseur naturelles. La couche purulente était plus épaisse à la partie la plus déclive de la poitrine, jusqu'à la hauteur de la sixième côte; le poumon adhérait intimément aux parois thoraciques, par une membrane albumino-fibreuse, ayant dans plusieurs endroits cinq à six lignes d'épaisseur, et présentant dans plusieurs points, de petits foyers purulents, dont le plus grand aurait pu loger une amande, et qui paraissaient le résultat de la non-transformation en fausses membranes de la portion purulente de l'épanchement. Un de ces foyers situé à la partie antérieure-inférieure du lobe moyen communiquait par un trajet fistuleux, obstrué par un bourbillon de pus concret, délayé dans une sorte de purée épaisse, avec l'épanchement séro-purulent. Le fond de ce clapier était occupé par un bourbillon noirâtre qui pénétrait par une ouverture fistuleuse, à travers la plèvre pulmonaire, dans une petite excavation située dans le tissu du poumon, et dont il sera parlé plus bas.

Le poumon extrait de la poitrine présenta un tissu dense, flasque, gris, abreuvé d'albumine claire, épaisse et non spumeuse. Il n'était plus crépitant qu'au lobe supérieur et le long de son bord antérieur. Au centre de son lobe moyen existait une caverne communiquant avec la plèvre par le trajet fistuleux dont il a été parlé. Cette excavation, capable au plus de loger un noyau de prune, était occupée par le bourbillon noirâtre et un pus épais d'un jaune brunâtre et un peu fétide. Elle était pratiquée au centre d'une masse de pus concret de la grosseur d'une pomme d'api. Cette masse blanche, sèche et friable, se détachait assez facilement du tissu pulmonaire qui l'environnait sans y adhérer beaucoup, et qui semblait seulement avoir été refoulé par la matière purulente. Les bronches étaient applaties, la muqueuse bronchique rouge.

Il y avait un verre d'épanchement séreux dans la plèvre gauche. Le poumon libre dans toute son étendue adhérait légèrement à sa base par des brides celluleuses formées par de l'albumine récemment concrétée et faciles à détruire. La plèvre, aux environs de ces adhérances était rouge, ponctuée. On trouva dans la scissure d'autres adhérences qui avaient agglutiné les deux bords des lobes pulmonaires, de manière que l'épanchement séreux incarcéré dans le tissu pulmonaire, aurait pu, au premier coup d'œil, en imposer pour une vomique, si son aspect, semblable à la sérosité épanchée dans le côté gauche, si des brides albumineuses qui se rendaient d'un lobe à l'autre, et si enfin l'intégrité de la membrane séreuse, examinée après l'évacuation de la sérosité, n'eussent pas dissipé toute erreur. Le poumon était d'ailleurs parfaitement crépitant.

Le péricarde déjeté à gauche était distendu par un épanchement formé d'un liquide semblable à du petit lait troublé par une grande quantité de matière caséeuse. Il ne présentait quelques rougeurs que sur le cœur qui était d'un bon volume, et dont la chair, couleur jaune paille, etait assez consistante.

Abdomen. — Le foie, dejeté en bas, de manière à ce que la grosse extrémité fût presqu'au niveau des dernières côtes était très-volumineux. Son tissu flasque et d'un jaune fauve-clair présentait peu de substance rouge. La vésicule était distendue par une bile jaune et aqueuse.

La rate avait six pouces de long, un tissu d'un vert-olive et assez mou.

L'estomac distendu par des gaz et des aliments liquides avait la muqueuse blanche et un peu ramollie.

L'intestin grêle ne présenta que quelques granulations isolées vers sa terminaison ; il n'était pas ulcéré.

Le gros intestin rétréci avait sa muqueuse un peu rougie sur les duplicatures.

Les glandes mésentériques étaient rouges et un peu tuméfiées.

Les organes urinaires ne présentaient rien de remarquable.

Les phthisies pulmonaires ne nous ont rien offert de remarquable, si ce n'est que chez ceux qui ont succombé après avoir eu la diarrhée colliquative, nous n'avons pas trouvé les ulcérations intestinales aussi larges et aussi nombreuses que dans les cas ordinaires. Chez tous la bile cystique présentait les mêmes caractères que nous lui avons assignés plus haut. Un seul sujet présentait la dégénérescence graisseuse du foie. Chez les huit malades sortant, la phthisie était seulement suspendue, et quelques-uns sont déjà rentrés à l'hôpital.

Les cinq affections cancéreuses que nous avons observées occupaient le tissu de l'estomac, du pancréas et du foie. Une femme qui a succombé avait en outre une tumeur cérébriforme développée dans le corps de la matrice. Enfin, nous terminerons cet exposé par quelques considérations sur les deux cas de péritonite chronique. L'une s'était développée chez une jeune fille, à la suite d'une rougeole mal traitée. Elle avait trois mois de maladie lors de son entrée à l'hôpital: on l'avait considérée comme phthisique. L'examen de la poitrine fait à plusieurs reprises, nous prouva que les poumons étaient sains et crépitants. Les vomissements continuels auxquels était en proie cette jeune fille, la teinte jaune de la face et des ailes du nez, la rougeur de la langue, qui de temps en temps se couvrait d'aphthes, et l'absence de toute douleur abdominale, hors à l'épigastre, même à une forte pression, firent croire à une violente inflammation de l'estomac et du foie. Après avoir tenté sans succès les émissions sanguines, on essaya l'emploi du calomel à la dose de quatre grains mêlés avec un grain d'opium par jour. Cette médication parut avoir d'abord les plus heureux résultats; les vomissements cessèrent, la langue devint plus pâle. Mais, au bout de huit jours, ces symptômes reparurent avec plus de violence, et cette jeune fille s'éteignit après une longue agonie. A l'ouverture du cadavre on trouva les poumons sains. Une péritonite tuberculeuse occupait tous les points du péritoine. Les intestins agglutinés ensemble, tantôt par un tissu lamineux condensé, tantôt par de l'albumine concretée ne formaient plus qu'une seule masse. La force de cohésion entre les tuniques intestinales était tellement diminuée, qu'une rupture de la musculeuse ayant eu lieu en voulant détacher le duodénum à sa seconde courbure on put extraire sans difficulté toute la tunique muqueuse, qui n'offrit aucune trace d'ulcérations. L'estomac était rouge à son grand cul-de-sac. L'observation suivante fera voir d'ailleurs avec plus de détails le mode d'adhérence des anses intestinales entr'elles; on y verra en outre une hépatite et une splénite qui n'ont manifesté leur existence pendant la vie par aucun symptôme qu'on pût exclusivement leur rapporter.

SALLE 6, N.° 16.

5 *Juin* 1829. *Hépatite, splénite et péritonite hémorrhagique.* — Joseph Gaudin, fabricant de pipes, âgé de 29 ans, demeurant rue du Marchix, entra à l'Hôtel-Dieu, le 10 mai 1829.

15 jours auparavant, à la suite d'une chute, il éprouva des douleurs dans toute la région épigastrique et abdominale, et principalement dans l'hypochondre gauche, où les téguments étaient chauds et un peu tendus. Le décubitus le plus commode avait lieu sur le dos. Pendant quelques jours, il avait été tourmenté par des vomissements, et il éprouvait une constipation opiniâtre. Il présentait lors de son entrée à l'hôpital, l'état suivant:

11 Mai, figure rouge, un peu jaune au pourtour des lèvres et des ailes du nez. Douleur à la région latérale inférieure du côté gauche; (le malade dit être sujet à des points de côté dans cette partie); respiration un peu douloureuse; toux sèche; l'auscultation et la percussion donnent un résultat satisfaisant; langue blanche au centre, un peu rouge à la pointe et aux bords; anorexie, bouche amère, soif; pouls petit, fréquent et un peu concentré. Céphalalgie nulle; sommeil fatigant. (Gom. suc. bis. diète. saignée de bras.)

12. Le sang de la saignée est un peu couenneux, le pouls est plus large, le malade se plaint toujours de sa douleur de côté, qui se propage dans la région

lombaire; appétit, constipation, (sp. gom., suc., 8 sangsues sur le point douloureux); la douleur disparut.

13. Mieux, constipation toujours opiniâtre, (prescrip. idem, pot. avec l'huile de ricin) qui provoque des selles assez copieuses et fait disparaître tous les accidents.

Depuis ce jour jusqu'au 29 mai, le malade sembla être tout-à-fait guéri, l'appétit était vif, le sommeil paisible, le malade se levait tous les jours, il ne restait plus à l'hôpital que pour faire guérir quelques petits furoncles; il se plaignait cependant toujours de la constipation; l'amaigrissement n'était pas sensible; le 29, on le trouva à la visite dans l'état suivant :

29. — Décubitus en supination, pommettes rouges, figure pâle, traits tirés en haut, vomissement de tous les ingesta; langue rouge, sèche; constipation, abdomen tendu, un peu météorisé, très-sensible à la pression, pouls fréquent, serré, chaleur âcre de la peau (péritonite) douleur aux lombes et à l'hypochondre gauche, (diète, saignée de bras.)

30. -- Sang couenneux, même état des symptômes abdominaux, la figure est plus pâle et commence à jaunir, épigastre très-sensible, pouls fréquent, un peu plus développé que la veille, constipation, respiration accélérée mais pure partout, (idem XX sangsues à l'épigastre), point de soulagement, elles avaient cependant considérablement saigné.

31. — Vomissements continuels; constipation, ictère plus prononcé. (diète, gom. sucrée).

1.er Juin, même état, vomissements porracés et jaunes, ictère, constipation; (huile de ricin, sirop de nerprun 1 once, jalap, gr. xij, diagr. gr. IV, eau de laitue, 3 onces, à prendre par cuillerées, lav. purgatif), point d'évacuations alvines. Les 2, 3 et 4 juin, les accidents allèrent en augmentant d'intensité, sans que rien parût avoir d'influence sur leur marche. L'ictère prit une couleur safranée plus foncée; les yeux, saillants et presque hors des orbites, étaient largement ouverts et fixes; les angles externes des paupières tirés en haut et en arrière, le ventre tendu et météorisé, et très-sensible à la pression; la constipation opiniâtre, le pouls petit et à peine sensible, les vomissements continuels; le 3, hoquet presque continuel; mort le 4 à 10 heures.

Autopsie faite 18 heures après la mort.

Etat extérieur. — Cadavre d'un adulte de 25 ans, de 5 pieds 4 pouces; peu de roideur cadavérique, couleur safranée de toute la peau, la poitrine résonne bien, les circonvolutions intestinales sont dessinées sur l'abdomen, qui est peu volumineux. Le crâne n'a pas été ouvert.

Thorax. — La cavité de la plèvre droite n'existait pas, le poumon adhérait par des brides fibro-celluleuses très-nombreuses et d'un tissu dense et serré, son tissu était crépitant et sain.

Le poumon gauche l'était également, il présentait à sa base quelques adhérences celluleuses anciennes.

Le cœur d'un bon volume, était vide et un peu flasque. Son tissu molasse était un peu jaune.

Abdomen. — A l'ouverture de cette cavité, toutes les circonvolutions intestinales et les parois abdominales présentaient une couleur noire qui, au premier coup-d'œil, leur donnait l'aspect d'intestins frappés de gangrène. Mais en détachant avec le scalpel cette couche noirâtre, on voyait qu'elle était formée par du sang coagulé, qui, sur les parois abdominales, n'était noire qu'à la superficie, et du côté du péritoine pariétal était rouge foncé et liquide; le péritoine subjacent était assez pâle; sur l'intestin au contraire, toute l'épaisseur de l'épanchement sanguin était noire, et il devait évidemment cette couleur à la transsudation cadavérique des gaz contenus dans l'intestin et surtout à l'hydrogène sulfuré. Les circonvolutions intestinales étaient agglutinées entr'elles par une exsudation albumineuse grise, analogue pour la consistance et l'aspect à une couche mince de colle de farine, et qui tranchait par sa couleur avec le liquide noir qui recouvrait le bord libre de l'intestin. En détachant les circonvolutions, on voyait sur le mésentère une couche de sang liquide et tout-à-fait rouge. Il y avait une pinte de sang liquide et quelques caillots dans l'excavation du petit bassin. En détachant le mésentère, pour développer le canal intestinal, on vit que les vaisseaux mésentériques étaient gorgés d'un sang noir et très-fluide. Ce sang était analogue pour la fluidité et la couleur à celui que l'on trouve ordinairement dans la veine porte.

Le canal intestinal, incisé et étendu sur une table, n'avait pas plus de 15 pieds de long. La muqueuse gastro-intestinale était généralement pâle et assez consistante. La couleur noire avait pénétré dans quelques points les trois tuniques de l'intestin.

Le péritoine et l'épiploon présentaient de la rougeur ponctuée. Ce dernier était roulé sur lui-même.

Le foie, d'un volume énorme, débordait de deux travers de doigt les fausses côtes, et s'étendait jusqu'à l'hypochondre gauche. Il adhérait avec le diaphragme par des brides celluleuses bien organisées et évidemment d'ancienne date. Son tissu, d'un jaune fauve à l'extérieur, était assez mou ; à l'intérieur, la couleur était plus pale, et chaque incision se recouvrait à l'instant d'une couche d'un liquide épais, formé d'un mélange de pus et de sang, qui semblait suinter par tous les pores de l'organe ; car quand on pressait celui-ci, il sortait sous forme de grosses gouttelettes. Vers le centre, le tissu du foie tout-à-fait jaune dans quelques points, paraissait être converti en pus concret ; enfin, on trouvait en outre plusieurs petits foyers remplis d'un pus sanguinolent, analogue à celui qu'on exprimait de l'organe. Le plus volumineux de ces foyers, situé à la partie supérieure du lobe gauche, aurait pu loger une amande ; le tissu propre du foie, réduit en détritus putrilagineux, en formait à nu les parois. La vésicule contenait une cuillerée d'une bile vert-pré et liquide.

La rate était adhérente de toutes parts. Elle avait un volume supérieur à celui des deux poings du sujet. Son tissu était réduit en un putrilage d'un rouge blafard et presque déliquescent. A la pointe inférieure et antérieure on trouva un foyer purulent, capable de loger une noix. Il était rempli par une masse, de la grosseur d'une amande, de pus concret jaune et de consistance de pâte sèche, nageant dans un liquide plus diffluent jaune et souillé par du sang. Ce foyer purulent était creusé dans le tissu propre de la rate qui en formait à nu les parois, et qui semblait plus diffluente et plus putrilagineuse dans les environs de ce foyer.

Ce phlegmon traversait les membranes de la rate et communiquait avec un semblable foyer qui occupait le sommet de la capsule surrénale.

Cette dernière était presque entièrement convertie en putrilage sanguinolent, et les restes de son tissu encore reconnaissables, nageaient dans un vaste épanchement sanguin, qui environnait presque tout le rein gauche, qui était sain.

La veine cave et les veines qui concourent à la formation de la veine porte, étaient remplies d'un sang noir et liquide.

Les organes urinaires étaient sains.

Ici, messieurs, se termineront pour cette année, nos conférences de clinique ; appelé à remplir d'autres fonctions dans cette école, il me serait impossible de me charger plus long-temps d'un cours qui ne m'appartient plus. Nous continuerons cependant encore à faire les ouvertures de cadavres, et je vous aiderai autant que je pourrai à en rédiger les procès-verbaux; ceux que je vous ai donnés dans le cours du dernier trimestre, ont dû suffire pour vous servir d'exemple. Le tableau des maladies que nous avons observées et que je viens de dérouler sous vos yeux, doit vous prouver qu''il y a matière à étudier, quand on le veut, dans un hôpital aussi vaste que celui-ci.

Comme je vous l'ai dit dans ma première leçon, l'étude clinique de la médecine n'est pas fondée seulement sur le plus ou moins de talent du professeur, car on pourrait à la rigueur s'en passer ; il faut surtout le concours de la bonne volonté et de l'application de l'élève, à qui le premier ne doit servir que de guide. Dans unescience d'observation et d'expérience comme la médecine, celui qui recueille le plus de faits, les coordonne ensemble pour les comparer et les distinguer, doit finir par arriver à une somme de connaissances qui lui permettront de marcher avec confiance dans le sentier périlleux de la pratique. Vous avez sous la main tout ce qu'il vous faut pour observer un grand nombre de faits; continuez donc à travailler, et recevez ici mes remercîments pour le zèle que vous avez mis à me seconder.

NANTES, IMPRIMERIE ET LITHOGRAPHIE DE MELLINET-MALASSIS.

www.ingramcontent.com/pod-product-compliance
Lightning Source LLC
LaVergne TN
LVHW050500160826
845677LV00003B/856

* 9 7 8 2 3 2 9 6 6 5 6 4 1 *